LE
PREMIER LIVRE
DE
L'ENFANT

PAR

V. CHOMEL, de Lille.

Développons l'intelligence et le cœur des enfants tout en leur apprenant à lire.

TROISIÈME PARTIE.

1° Équivalents des voyelles précédés { d'une consonne.
{ d'une articulation double.

2° Équivalents des consonnes devant { une voyelle, un son.
{ une syllabe consonnante.

3° Exceptions et difficultés.

A l'Élève _____

P

LE
PREMIER LIVRE
DE
L'ENFANT

PAR

V. CHOMEL, de Lille.

> Développons l'intelligence et
> le cœur des enfants tout en leur
> apprenant à lire.

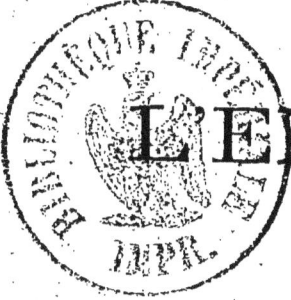

TROISIÈME PARTIE.

1º Équivalents des voyelles

précédés { d'une consonne.
{ d'une articulation double.

2º Équivalents des consonnes

devant { une voyelle, un son.
{ une syllabe consonnante.

3º Exceptions et difficultés.

A l'Élève ⓒ

TROISIÈME PARTIE.

Voyelles équivalentes.

Nº 81. — Tableau 10e.

	au	eau	ai	ei	eu
b	bau	beau	bai	bei	beu
p	pau	peau	pai	pei	peu
m	mau	meau	mai	mei	meu
d	»	deau	dai	»	deu
t	tau	teau	tai	tei	teu
v	vau	veau	vai	vei	veu
f	fau	feau	fai	»	feu

Nº 82. — Applications.

au Cor beau, tom beau, flam beau, chapeau, dra peau, cra paud, trou peau pau vre, é pau lette, ban deau, rideau, ca deau, bâ teau, tau pe mar teau, man teau, nou veau

ai maî tre, mai gre, mai re, ja mais se mai ne, pri mai re, paî tre, pei ne pei gne, pai re, vei ne

eu ne veu, che veu, fa meux, de meu re meu ble, boî teux, ju teux

291 Un che min tor tueu*x*.
292 U ne voi tu re de maî tre.
293 Un châ teau en rui ne*s*.
294 U ne meu le de blé.
295 Un cou teau de Na mur.
296 Fai re un re pa*s* fru gal.
297 Un mou lin à eau.
298 La clo che tin te au feu.
299 U ne com presse d'eau sé da ti ve.
300 U ne pai re de pan tou fle*s*.
301 Gar nir un cha peau de crê pe noir.

No 84. — Phrases.

302 Sou hai ton*s* le bon soir à nos
    pa ren*ts*.
303 Ai de-toi et Dieu t'ai de ra.
304 A vou on*s* fran che men*t*~no*s* fau te*s*.
305 Fai*s* ton de voir et tu se ras
    con ten*t*.
306 L'â ne por te les far deau*x*.
307 Ai me ton pro chain com me toi
    mê me.
308 Ne sou *hai* ton*s* poin*t* de mal au
    pro chain.
309 Les vei ne*s* por ten*t* du san*g* noir.
310 Un bâ teau plein de char bon a
    som bré.

	au	eau	ai	ei	eu
l	lau	leau	lai	lei	leu
n	nau	neau	nai	nei	neu
r	rau	reau	rai	rei	reu
j	jau	»	jai	»	jeu
s	sau	seau	sai	sei	seu
c	cau	gau	cai	gai	cœu
ch	chau	»	chai	»	cheu

N° 86. — Applications.

au Rou leau, bou leau, moi neau, four-
neau, bu reau, tan reau, sar rau
tom be reau, jau nir, jau nis se
sau mon, sau mu re, ruis seau, gau le
chau dron, chau four, chaus su re

ai pa lais, ha lei ne, ma rais, sei ze
sei gle, Sei ne, dou zai ne, chaî ne

eu fri leux, lai neux, ma ti neux, heu-
reux, vi gou reux, dou lou reux
peu reux, mous seux, dé jeû né

311 La Sei ne pas se à Pa ris.

312 Ne trom pe pas au jeu.

313 Tou te pei ne mé ri te sa lai re.

314 Fai tes l'au mô ne au pau vre.

315 Pren dre un bain d'eau tiè de est sa lu tai re.

316 U ne tê te sans che veux est u ne tê te chau ve.

317 La ter re tour ne sur elle-mê me en 24 heu res.

318 La ba lei ne peut a voir 33 mè tres de long.

No 88. — Phrases.

319 Les jeu nes chats sont vifs et gais.

320 Le ves ti ai re est un lieu où l'on serre les ha bits.

321 Le pe tit de la bre bis se nom me a gneau.

322 Les fa nons de ba lei ne ser vent aux mon tu res de pa ra pluie.

323 L'a rai gnée prend des mou ches pour sa nour ri tu re.

324 Si tu re pous ses le mal heu reux tu se ras mal heu reux à ton tour.

325 Le sou fre et le char bon sont des mi né raux com bus ti bles.

e = é dans **er**, **ez** à la fin des mots et dans **et** conjonction.

er	ber	per	mer	der	ter	ver
	fer	rer	ler	ser	cher	gner
ez	bez	nez	sez	chez		

No 90. — Applications.

Clou er,   jou er,   sa lu er,   re mu er
tom ber,   go ber,   cou per,   grim per
ai mer,   se mer,   vi der,   ai der,   je ter
chan ter,   plan ter,   ar pen ter,   la ver
sou le ver,   grif fer,   coif fer,   ti rer,   la-
bou rer,   brû ler,   rou ler,   fau fi ler,   dan ser
cas ser,   bros ser,   ca cher,   ta cher,   pé cher
fau cher,   si gner,   soi gner,   bai gner
gla ner,   dé jeû ner,   des si ner

ier

plom bier,   mou tar dier,   sa la dier
fer mier,   ca va lier,   char cu tier,   char-
pen tier,   bé ni tier,   por tier,   meu nier
jar di nier,   cor don nier,   é tu dier

326 Nous de vons ho no rer nos parent.

327 Don nez et l'on vous don ne ras.

328 Il vaut mieux se tai re que de mal par ler.

329 Ne por tez point le pro chain à of fen ser Dieu, le scan da le est un grand pé ché.

330 Les mains sont sur tout les or ga nes du tou cher.

331 Le meu nier blu te le grain.

332 Les por tiers ne sont pas tou jours po lis.

333 É tu diez pen dant vo tre jeu nesse.

Nᵒ 92. — Phrases.

334 Ai mez vo tre pro chain com me vous-mê me.

335 Le jar di nier s'oc cu pe de la serre pen dant l'hi ver.

336 Ai mez, res pec tez et as sis tez vo tre pè re et vo tre mè re.

337 Par don nez les in ju res et les of fen ses.

338 Le nez est l'or ga ne de l'o do rat.

339 Le bé lier est le mâ le de la bre bis.

340 L'ou vrier doit o béir à son pa tron et l'é co lier à son maî tre.

e = ê dans les mots terminés par **et** et dans les monosyllabes en **es**.

et	fet	det	jet	met	let	net
	ret	set	vet	chet		
es	mes	des	tes	ses	les	est

N° 94. — Applications.

Pré fet, ca det, go det, tra jet, pro jet
su jet, plu met, som met, cha pe let
roi te let, pou let, ba vo let, bou let
our let, man te let, vi o let, ro bi net
mar ti net, ca bi net, mou li net, gous set
bre vet, du vet, ca ba ret, ta bou ret
jar ret, char don ne ret, tou pet, ca chet
cro chet, sa chet, poi gnet

i in = ien

Bien mien tien sien rien chien
gar dien, co mé dien, Ju lien, vau rien
sou tien, Au tri chien, Prus sien

341 Sois le sou tien de ta mè re.
342 Suis la voie du bein et Dieu
te bé ni ra.

343 Le chien est car ni vo re.

344 Rends le bien pour le mal.

345 Biens d'au trui ne con voi te ras
Pour les a voir in jus te ment.

346 Sois le sou tien de ton vieux pè re.

347 Le pré fet ha bi te la pré fec tu re.

348 Le ca det vient a près l'aî né.

349 Le chif fon nier a per du son
cro chet en re ve nant chez lui.

350 Le drap pro vient de la lai ne
du mou ton.

N° 96. — Phrases.

351 Il n'est ja mais trop tard pour
fai re le bien.

352 L'é dre don est for mé de du vet.

353 Pro mets peu mais tiens ta pro-
messe.

354 Dieu a fait le mon de de rien.

355 Un bien fait n'est ja mais per du.

356 Le chien est le com pa gnon de
l'hom me.

357 Nous é le vons des che vaux, des
bœufs, des mu lets, des mou tons.

358 Nos fo rêts sont peu plées de la-
pins, de liè vres, de loups, de
re nards et de san gli ers.

Articulations doubles.

au	eau	eu	ai	er	et	es

bleau	bleu	pleu	fleu	glai
plai	bler	pler	fler	cler
gler	plet	flet	»	»
dreau	frau	vreau	»	»
dreu	freu	vreu	preu	creu
drai	brai	grai	trai	vrai
frer	vrer	trer	brer	vret
pret	fret	grès	très	près

No 98. — Applications.

Ta bleau, sa bler, pleu voir, trem-
bler, trou bler, dou bler, sar cler, cou-
plet, re flet, fleu ve, tri pler, sif flet
souf fler, fleu ret, per dreau, che vreau
hé breu, af freux, pou dreux, fié vreux
é preu ve, li vret, cof fret, se cret
ren con trer, tim brer, en ca drer, a breu-
voir, grai ne, grais se.

359 Un cor don bleu.
360 Un ta bleau noir.
361 Chan ter un cou plet.
362 Sar clez vo tre champ.
363 Sui vre le cours d'un fleu ve.
364 E tran gler un coq.
365 Trou bler l'eau du ruis seau.
366 Ren con trer un a mi.
367 Boi re de l'eau clai re.
368 De la grai ne de mou tar de.
369 En ca drez vo tre por trait.

No 100. — Phrases.

370 Le fu mier de che val est un
bon en grais.
371 L'i vraie se trou ve par mi le blé.
372 L'â ne est trés-u ti le à l'ha bi tant
des cam pa gnes.
373 La vian de fraî che est sai ne.
374 E le vons u ne sta tue au vrai
mé ri te.
375 Le pain frais ne vaut rien
pour l'es to mac.
376 La grais se de mou ton s'ap pel le
suif.
377 Le bœuf traî ne la char rue.
378 Un fleu ve est un grand cours d'eau.

eu	œu	œuf	bœuf	neuf
eu	eur	peur	deur	teur
	neur	cheur	sœur	cœur
	leur	pleur	fleur	
ai	air	pair	chair	clair

Gla neur, sa peur, trom peur, chan-
teur, su pé rieur, fac teur, blan cheur
lai deur, pri meur, im pair, é clair.

N° 102. — Phraséologie.

379 Un vê te ment neuf.

380 Un clair ruis seau.

381 U ne fleur o do ran te.

382 Mou rir de dou leur.

383 Le pol tron a peur.

384 U ne fleur na tu relle.

385 Un œuf d'au tru che.

386 Un sa peur-pom pier.

387 Un fac teur ru ral.

388 Un nom bre im pair.

t th, f ph, r rh, g gu, c qu

389 Ho no rons nos su pé rie urs.

390 Le trom peur est sou vent trom pé.

391 Nous de vons ai mer Dieu de tout no tre cœur et le prier sou vent.

392 Le ri che fer mier lais se ra tom ber des é pis pour le pau vre gla neur.

393 Nous de vons ho no rer nos pa rents mê me a près leur mort.

394 Le men teur n'est ja mais cru.

395 La chair du mou ton est fer me.

396 Le pou let est sor ti de l'œuf.

No 104. — Phrases.

397 La peur peut ren dre ma la de.

398 Le sang pas se par le cœur.

399 Sè che les pleurs du mal heu reux.

400 Or nons de fleurs l'au tel de Ma rie.

401 Le flat teur est un trom peur.

402 Le mi neur re ti ré le char bon de la terre.

403 La sœur de cha ri té soi gne le ma la de.

404 Le car deur pré pa re la lai ne.

405 Des pri meurs sont les pre miers lé gu mes.

406 Les a pô tres é taient de sim ples pê cheurs.

Équivalents des consonnes.

	a	e	é	i	o	u
	ou	an	in	ym	on	oi
	et	er	ai	el	elle	

		a	e	é	i	o
t	th	tha	the	thé	thi	tho
f	ph	pha	phe	phi	pho	phu
r	rh	rha	rhu	rhi	rhé	rho
g	gu	gua	gue	gui	gué	guo
c	qu	qua	qui	que	quo	qué
		quel	quelle	quoi	quand	

No 106. — Applications.

1 Thé â tre,　ca thé dra le,　thé iè re
a po thi cai re,　ab sin the,　or tho gra-
phe,　Thé o do re,　thon　thym.

2 So phie, Phi lip pe, é lé phant, pha re
pho que,　a pos tro phe,　phé no mè ne

3 rhu me,　rhu ma tis me

4 fi gue,　ba gue,　lan gue,　gué ri te
guê pe,　gui mau ve,　gui der,　gui chet

5 co li que,　qui con que,　quê te,　qua li té
qua tre,　qua tor ze,　quo ti dien,　per-
ro quet,　quan ti té,　quin tal,　quin ze
quin zai ne

407   Ac qué rir des ri ches*s*es.
408   Souf frir d'un *rh*u ma tis me.
409   Ou vrir un gui chet.
410   Du vin de quin qui na.
411   Ne bu von*s* poin*t* d'ab sin *th*e.
412   Le pha re é clai re le ri va ge.
413   Pra ti quon*s* la ver tu.
414   Le pho que vi*t* dans l'eau.
415   Fai re la quê te pour les pau vre*s*.
416   La ca *th*é dra le d'A mien*s* est for*t* belle.
417   Phi lip pe-Au gus te fu*t* un gran*d* roi.

No 108. — Phrases.

418   Les frui*ts* ver*ts* don nen*t* la co li que.
419   Pré fé rez la qua li té à la quan ti té.
420   Ne man quez ja mai*s* d'as sis ter à la messe les di man che*s* et les fê tes.
421   Ré pa rez au tan*t* que vou*s* le pou vez le tor*t* que vous a vez fait au pro chain.
422   Un quin tal est un poi*ds* de 100 ki los.
423   Quan*d* on pra ti que la ver tu on mar che au bon *h*eur.
424   Le *rh*u ma tis me vien*t* sou ven*t* d'un re froi dis se men*t*.

c devant **c, é, er, i, in**, se prononce **s**.

se	sé	ser	sez	si	sin
ce	**cé**	**cer**	**cez**	**ci**	**cin**

1 **ce**   gla ce,   pou ce,   grâ ce,   far ce

2 **cé**   gla cé,   cé le ri,   cé ré mo nie

3 **cer**   su cer,   pin cer,   lan cer,   tra cer

4 **cez**   pla cez,   rin cez,   pro non cez

5 **ci**   voi ci,   sou ci,   fa ci le,   cy gne

6 **cin**   lar cin,   cla ve cin,   mé de cin

No 110. — Applications.

7 **celle**   fi celle,   na celle,   é tin celle

8 **cette**   pin cette,   lan cette,   dou cette

9 **cesse**   prin cesse,   je cesse,   tu cesses

10 **ciel**   of fi ciel, su per fi ciel, arc-en-ciel

11 **cieu**   gra cieux,   pré cieux,   sou cieux

12 **cen**   cen dre,   cen ti me,   dé cem bre

13 **ceau**   pin ceau,   ber ceau,   pour ceau

14 **cien**   Lu cien,   mé ca ni cien,   an cien

425 Le médecin soigne les malades.

426 La France a pour capitale Paris.

427 Rendez ce que l'on vous a prêté.

428 Un siècle est l'espace de cent ans et un lustre l'espace de cinq ans.

429 Homicide point ne seras De fait ni volontairement.

430 Ton Créateur tu receveras Au moins à Pâques humblement.

431 Saluez les personnes de votre connaissance.

432 Dieu est le créateur du ciel et de la terre.

433 Vêtons ceux qui sont nus ; la charité plaît à Dieu.

434 Ne découvrez point sans nécessité les défauts ou les fautes du prochain.

435 Le pouce est le plus gros des cinq doigts de la main.

436 On fait des saucissons avec la chair de l'â non.

437 Le lion s'attache à ceux qui le soignent.

ç se prononce comme s devant **a, o, u**.

sa	su	son	sai	soi
ça	**çu**	**çon**	**çai**	**çoi**

1 ça   la fa ça de, il tra ça

2 çu   il re çut, il a é té con çu

3 çon   ma çon, le çon, poin çon

4 çai   je tra çais, un Fran çais

5 çoi   je re çois, il re çoit Fran çois

6 çan   rem pla çant, com men çant

7 ça, de ça, de là, par tout

8 dé çu, a per çu, je per çus

9 fa çon, gar çon, soup çon, tran con
ca le çon, co li ma çon

10 je lan çais, tu rin çais, il fon çait

11 je con çois, il re çoit, ba lan çoi re

12 a ga çant, com mer çant

438 Dieu sait tout, il con naît tout,
mê me nos plus se crè tes pen-
sées.

439 Le nord, le sud, le le vant, le
cou chant, sont les 4 points
car di naux.

440 Pein dre u ne fa ça de.

441 A che ter un rem pla çant.

442 Se met tre com mer çant.

443 U ne tê te de cé le ri.

444 Un coup de lan cette.

445 U ne pai re de pin cettes.

446 Al ler à la ba lan çoi re.

447 Un ca le çon de bain.

448 Ce gar çon a le goût du des sin.

449 Ad mi rons les con tours gra cieux
du cy gne.

450 Ne soup çon nez point le mal.

451 Ne gar dez point le sou ve nir des
in ju res que vous a vez re çues.

452 Ma rie a é té con çue sans pé ché.

453 Ne gâ tez point ce qui ap par tien
à vo tre pro chain.

454 É tu diez bien vo tre le çon et l'on
se ra con tent de vous.

455 La fa çon aug men te le prix du
vê te ment.

456 Le ma çon ré pa re ra le mur.

457 On fait du si rop a vec des li ma-
çons pour les poi tri nai res.

458 Fai tes du bien à ceux qui vous
font ou qui vous veu lent du
mal.

g devant **e**, **é**, **i**, se prononce comme **j**.

je	jé	jer	jez	ji	jen
ge	**gé**	**ger**	**gez**	**gi**	**gen**

1 **ge**   sa ge, ca ge, ge nou, i ma ge

2 **gé**   con gé, né gli gé, gé né ral

3 **ger**   na ger, man ger, dé mé na ger

4 **gez**   bou gez, man gez, dou ce ment

5 **gi**   gi let, gi got, bou gie, vi gi le

6 **gen**   ar gen*t*, ser gen*t*, gen dar me

7 Lin ge, an ge, rou ge, ju ge, ri va ge
as per ge, au ber ge

8 dra gée, char gé, cler gé, nau fra gé
in sur gé, en ra gé, gé o mé trie

9 ger be, ger me, ger cé, ger cu re
ber ger, bou lan ger, par ta ger
é tran ger

10 gi ra fe, gi ro flée, an gi ne, o ri gi ne
gi ber ne, é van gi le, au ber gis te

11 gen ti*l*, ré gen*t*, in di gen*t* in dul gen*t*

459 Le jeu di est un jour de con gé.

460 É vi tons 'le men son ge.

461 Le gen dar me pour suit le vo leur.

462 Le ri che doit sou la ger le pau vre.

463 Ne rou gis pas du mé tier de ton
     pè re.

464 Le bœuf par ta ge les tra vaux
     pé ni bles du la bou reur.

465 La ti ge est le corps de l'ar bre.

466 L'or, l'ar gent, le cui vre, le fer
     sont des mé taux.

467 Le mar bre et l'ar gi le sont des
     mi né raux.

468 L'hu mi di té et le froid ger cent
     la peau.

469 Le ber ger mè ne paî tre le trou-
     peau.

470 Qua tre temps vi gi les jeu ne ras
     Et le ca rê me en tiè re ment.

471 Ven dre di chair ne man gè ras
     Ni le sa me di mê me ment.

472 É van gi le veut di re bon ne nou-
     velle.

473 Re ce vez a vec joie les é tran gers.

474 L'an gi ne est quel que fois une
     ma la die mor telle.

475 Mon trez vous in dul gent pour les
     dé fauts d'au trui.

ja	jo	jon	jè	jan
gea	**geo**	**geon**	**geai**	**gean**

1 **gea**   il man gea, il chan gea

2 **geo**   fla geo let, rou geo le, geo lier

3 **geon**   pi geon, plon geon, bour geon

4 **geai**   je ju geai, je man geais

5 **gean**   chan gean*t*, o bli gean ce

6 **geux**   cou ra geu*x*, ma ré ca geu*x*

7 **geur**   na geur, lar geur, vol ti geur

8 **gesse** sa gesse, lar gesse

9 **geoir** bou geoir, man geoi re

476   De man dez à Dieu la sa gesse.

477   Ne ju gez point té mé rai re ment.

478   Pen sez bien et a gis sez bien.

479   Sou la geo*n*s l'in di gent en par-
       geant no tre pain a vec lui.

480   L'hom me sa ge don ne de bons
       con seil*s*.

481   N'ha bi tez point les lieu*x* ma ré-
       ca geu*x*.

482   Le pè re pro tè ge ses en fants.

483   Le loup res sem ble au chien de
       ber ger.

484 Un far deau est plus lé ger quand on est deux pour le por ter.

485 Ne con sul tez point les ma gi ciens et les de vins.

486 Don nons à man ger à ceux qui ont faim et à boi re à ceux qui ont soif.

487 Le che val par ta ge les fa ti gues de l'hom me, il le por te et traî ne les far deaux.

488 L'en fant cou ra geux fait la joie de ses pa rents.

489 La ge lée fait pé rir les jeu nes bour geons.

490 La rou geo le mal soi gnée peut de ve nir mor telle.

491 Le pi geon peut ser vir de mes- sa ger.

492 Le geo lier por te les clés du ca chot.

493 Le bon na geur é chap pe au dan ger.

494 Les man geoi res sont de bois ou de pierre.

495 La sa gesse est l'en semble de tou tes les ver tus.

496 Ne man geons point de fruits verts, ils dé ran gent l'es to mac,

s entre deux voyelles se prononce comme **z**.

1	**za**	vi sa ge, u sa ge, ar ro sa ge
2	**ze**	cho se, é clu se, pri se, bro deu se
3	**zé**	fu sée, croi sée, mi sé ri cor de
4	**zi**	vi si te, cou si ne, mu si que
5	**zo**	dé so lé, dé sor dre, dé so bé ir
6	**zu**	cou su, me su re, **J**é sus
7	**zan**	lui sant, pe sant, pré sent
8	**zin**	cou sin, voi sin, rai sin, ma ga sin
9	**zon**	mai son, poi son, pri son, fri son
10	**zau**	mu seau, oi seau, ci seau, ro seau
11	**zeur**	con fi seur, cau seur, pro vi seur
12	**zette**	noi sette, ro sette, che mi sette
13	**zelle**	de moi selle, fi lo selle
14	**zer**	bri ser, fri ser, pui ser, di vi ser
15	**zir**	dé sir, choi sir, moi sir, plai sir
16	**zoir**	ra soir, re po soir, ar ro soir

497 **Don** nez du lait d'â nesse au poi-
     tri nai re.

498 **U** ne ron delle con tient 120 li tres.

499 **La** po li tesse con vient à tout le
     mon de.

500 **Le** mas tic main tient la vi tre.

501 La san té est un grand tré sor.

502 Jé sus mou rut sur la croix.

503 Il faut croi re ce que l'E gli se
nous en sei gne.

504 L'oi si ve té est la mè re de tous
les vi ces.

505 Ne gar dez point u ne cho se
trou vée sans vous in for mer à
qui elle ap par tien*t*.

506 La tau pe creu se des sou ter rains.

507 On fait la ba sa ne avec des peaux
d'a gneaux.

508 Le bœuf a u ne mar che pe san te.

509 L'ai gle est le plus grand des
oi seaux et l'au tru che est le
plus haut.

510 Le chien gar de nos mai sons.

511 Vo tre mère se ra heu reu se si
vous é tu diez bien vos le çons.

512 Ne cau sez point de dom ma ge au
pro chain.

513 Fai sons le bien et es pé rons en
Dieu

514 No tre Saint-Pè re le Pa pe ré si de
à Ro me.

515 Ne jou ons point a vec des ci seaux.

t devant un son commençant par **i** se lit souvent comme **s**.

sie	sial	siel	sion	sian
tie	**tial**	**tiel**	**tion**	**tien**

1 **tie**   mi nu tie, fa cé tie, a ris to cra tie

2 **tial**   mar tial,   par tial,   im par tial

3 **tiel**   par tiel, con fi den tiel, es sen tiel

4 **tion**   na tion,   dé vo tion,   ad di tion
                nu mé ra tion,   sous trac tion
                mul ti pli ca tion,   ins truc tion

5 **tien**   pa tien ce,   im pa tient

6   Pro phé tie,   in sa tia ble,   i ni tia le
     subs tan tiel, pa tien té, pis to le, gra-
     tio le,   nup tial.

7   ra tion,   cor rec tion,   con so la tion
     a do ra tion,   dé co ra tion,   i ma gi-
     na tion,   ten ta tion,   action,   con sé-
     cra tion,   con jonc tion,   dis trac tion
     ré pu ta tion,   pé ti tion,   tri bu la tion

516   La nei ge qui cou vre les plan tes
         les pré ser ve de la ge lée.

517   Sa chons ré sis ter aux mau vai ses
     ten ta tions.

518 Ne ju gez point té mé rai re ment les ac tions du pro chain.

519 Ef for cez-vous d'ac qué rir de l'ins-truc tion.

520 Tout le mon de a des tri bu la tions, sa chons sup por ter les nô tres.

521 De man dez à Dieu de vous dé li-vrer de la ten ta tion.

522 Les pa rents doi vent l'ins truc tion et la cor rec tion à leurs en fants.

523 La dis trac tion est né ces saire à la san té.

524 Le sol dat re çoit jour nel le ment sa ra tion.

525 Tâ chez d'ac qué rir une bon ne ré pu ta tion.

526 L'ad di tion, la sous trac tion, la mul ti pli ca tion et la di vi sion sont les qua tre o pé ra tions fon-da men ta les de l'a rith mé ti que.

527 L'Em pe reur a dis tri bu é des dé-co ra tions.

528 La pa ti en ce est u ne ver tu dif fi-ci le à ac qué rir.

529 Le prin temps est la sai son des fleurs, et l'au tom ne celle des fruits.

x se lit comme ks, ss, z, gz, c.

1 **ks** a xe, in dex, ex cu se, ex po sé
ri xe,   ex pli ca tion,   flu xion
bo xeur,   ex po si tion,   ex ter ne
phé nix, A lex an dre, Me xi que

2 **ss** six, dix, soi xan te, soi xan te-dix

3 **z** si xiè me, di xiè me,   deu xiè me

4 **gz** ex em ple, ex i lé, ex a mi na teur
ex i gen ce, ex é cu té, ex au cé
ex er cé,   ex as pé ré,   ex er ci ce

5 **c** ex ci té,   ex cep tion,   ex cel lent

y sert pour un i ou pour deux i.

6 **i** mar tyr, s ty le, ty ran, yeux

7 **ii** tuy au, roy au me, foy er, noy er
em ploy é, voy age, pay sa ge, ray on
voy elle, je voy ais, je croy ais
cray on,   fray eur, il ba lay ait

530 Ay ons de la dé vo tion pour la
Sain te-Vier ge Ma rie.

531 Fuy ez les mau vais su jets ou
vous le de vien drez.

532 Nous a vons cinq doigts, le pou ce,
l'in dex, le ma jeur, l'an nu lai re
et l'au ri cu lai re ou pe tit doigt.

533 Ne bu vez et ne man gez point
a vec ex cès, vous ex po se riez
vo tre san té.

534 L'ex i lé vit loin de sa pa trie.

535 Le bœuf est ex cel lent pour le
ti ra ge.

536 La Bel gi que a pour ca pi ta le
Bru xelles.

537 Don nez le bon ex em ple à tout
le mon de.

538 Pay ez vos dettes et vous vous
en ri chi rez.

539 Un che veu est un tuy au.

540 Ne soy ez pas soup çon neux.

541 Soy ons hu mains en vers les a ni-
maux.

542 Les yeux sont les or ga nes de
la vue.

543 Ay ez pi tié de ceux qui souf frent.

544 Soy ons doux et af fa ble envers le
pau vre qui vient à nous.

545 Soy ez so bre en tou te cho se.

1 ail   Co rail, ca mail, dé tail, poi trail
ber cail, sou pi rail, é ven tail
tra vail

2 aille   paille, ba taille, mé daille, vo-
laille, li maille, gre naille, mu-
raille, fu né railles, brous sailles

3 eil   or teil, so leil, con seil, som meil

4 eille   cor beille, a beille, bou teille
mer veille, o reille, Mar seille
vieille, o seille

5 euil   deuil, seuil, fau teuil, cer feuil
cer cueil, é cu reuil

6 euille   por te feuille, chè vre feuille

7 il   ba bil, cil, gril, fe nil, a vril

8 ille   fa mille, fau cille, che nille
va nille, co quille, cé dille, ai-
guille, pas tille, len tille, vrille

547   Le fac teur re por te sa boî te à la
pos te.

547   Les boy aux de chat sont em ployés
à fai re des cor des de vio lon.

548 La terre tour ne au tour du so leil en trois cent soi xan te-cinq jours.

549 La gre nouille co asse et le cor beau cro asse.

550 Suis les bons con seils.

551 La lu ne re çoit sa lu miè re du so leil.

552 Cha cun tra vaille pour vi vre.

553 Le noir se por te en si gne de deuil.

554 La ti sa ne de cer feuil est ra fraî chis sau te.

555 La mou che, la four mi, l'a beille sont des in sec tes.

556 Les fruits mû rissent au so leil de l'é té.

557 Vo tre frè re doit ê tre vo tre meil leur a mi.

558 Le tra vail est la loi de tous.

559 L'hi ron delle ac ti ve ma çonne de son bec un nid pour sa fa mille.

560 La che nille du pa pil lon se fa bri que u ne co que.

561 Meurs s'il le faut pour ta pa trie.

c se prononçant a.

1 fem me, so len nel, é mi nem ment in dem ni té, mo ële, po ële

ch se prononçant k.

2 chré tien, Christ, chris ti a nis me, cho-lé ra, Chris ti ne, chlo re, chœur, é cho ar chan ge, cho ris te

eu se prononçant u.

3 j'eus, tu eus, il eut, nous eû mes vous eû tes, ils eu rent, il a eu, la ga geure

ï et ü.

4 na ïf, la ï que, é go ïs te, hé ro ïs me É saü, Saül, ai guë, haïr, aïeul aïeu le, aïeux

Diverses.

5 Mon sieur, al bum, pen sum, se cond é qua teur, qua dru ple, qua ter ne moy en, doy en, ci toy en, mi toy en ou est, ex a men.

562 Les di man che messe ou ï ras Et les fê tes pa reil le ment.

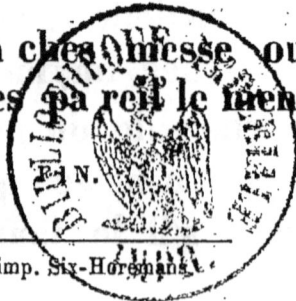

Lille, imp. Six-Horemans.

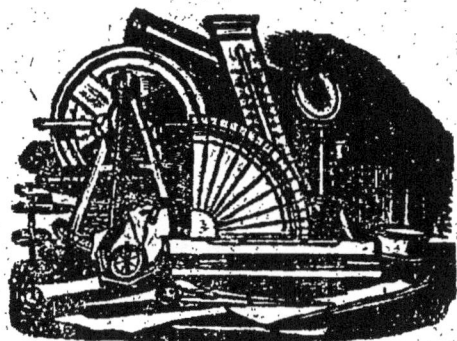

Lille, imp. de Six-Horemans.